AF582334

ÉTUDE

SUR

L'UNE DES CAUSES DU GOITRE

DANS

LES COMMUNES DE GERDE ET ASTÉ

PAR

LE Dr F. GARRIGOU

Président du Congrès de Dax.

DAX
IMPRIMERIE J. JUSTÈRE
24, BOULEVARD DE LA MARINE, 24.

1883

ÉTUDE

SUR

L'UNE DES CAUSES DU GOITRE

DANS

LES COMMUNES DE GERDE ET ASTÉ

PAR

LE Dr F. GARRIGOU

Président du Congrès de Dax.

DAX
IMPRIMERIE J. JUSTÈRE
24, BOULEVARD DE LA MARINE, 24.
—
1883

ÉTUDE

SUR

L'UNE DES CAUSES DU GOITRE

DANS

LES COMMUNES DE GERDE ET ASTÉ

En qualité de correspondant de la commission ministérielle du goître, présidée par M. le Dr Baillarger, les questions qui touchent aux causes de cette infirmité m'ont beaucoup occupé dans mes excursions Pyrénéennes. J'ai relaté dans plusieurs mémoires les résultats de mes recherches, et je viens porter un élément à l'intéressante communication du Dr Dejeanne, relativement à l'existence du goître dans les communes de Gerde et d'Asté.

On sait que le goître existe dans certaines régions surtout montagneuses, et l'on a cru remarquer que la coincidence de la maladie et de sources plus ou moins mal saines semblait un fait assez général. On a même pensé, et je suis de ce nombre, que la présence des terrains magnésiens et des eaux magnésiennes, pouvaient avoir quelqu'influence sur la production du goître. Dans ces dernières années, un professeur de l'école de médecine de Clermont, M. le Dr Nivet, savant aussi consciencieux qu'habile observateur, a prouvé que la présence des eaux magnésiennes et des terrains magnésiens n'était pas indispensable à beaucoup près, à la manifestation du goître. De nouvelles recherches m'ont prouvé que M. Nivet a bien observé, et que je devais modifier ma première opinion sur ce sujet, et attribuer à la magnésie un rôle tout à fait secondaire, je n'ose pas, cependant, dire nul.

Pour répondre à l'invitation de M. Dejeanne de m'occuper en même temps que lui de la question du goître à Asté, j'ai fait l'analyse des eaux potables de cette localité, tout à fait voisine de Gerde.

Les habitants puisent l'eau dans deux points différents : une source et un ruisseau. La source coule sur la voie publique par le moyen d'une fontaine, le ruisseau traverse la localité.

Occupons-nous d'abord de la fontaine. L'eau contenue dans les bouteilles était parfaitement limpide, mais il existait un léger dépôt floconneux dans le fond.

La densité de cette eau, à 15° centigrades, était de 1000,1300. Son résidu fixe, calciné, pesait 0 g. 1360 par litre. Transformé en sulfate et chauffé au rouge il pesait 0 g. 1860.

Les dosages des diverses substances ont été faits d'après les règles connues de l'analyse chimique, sans employer aucun procédé spécial ou particulier. Aussi, pour ne pas encombrer d'une manière inutile notre volume du Congrès, je ne donnerai aucun détail sur la marche de l'analyse.

Mais je dois faire une observation particulière sur la matière organique. Cette eau contient en effet, en abondance, une matière qui se dépose avec les sels fixes en prenant une coloration jaune foncé, et que la carbonisation en vase clos rend noire, en lui faisant répandre une odeur de matière cornée assez nette. Pendant la concentration l'eau répandait déjà une odeur assez marquée de matières fécales en décomposition.

L'absence de procédé de dosage prompt et exact de la matière organique, m'a empêché de la peser. Je ne saurais donc donner un chiffre, mais je puis dire qu'il doit être élevé.

Voici les résultats chiffrés de l'analyse, rapportés à un litre :

Silice	0 g. 0126
Acide sulfurique	0 g. 0078
Acide carbonique.	net
Acide nitrique.	net
Acide phosphorique	traces
Soude et potasse	0 g. 0095
Lithine.	traces
Chaux.	0 g. 0547
Magnésie	0 g. 0060
Chlore.	à peine sensible
Alumine et fer	traces
Matière organique	abondante

Pour nous assurer de l'exactitude de nos dosages, nous avons calculé toutes les bases en sulfates, de manière à comparer le chiffre obtenu par le calcul avec celui que nous avions obtenu directement en transformant le résidu salin d'un litre d'eau en sulfate et en le pesant après calcination.

Nous avons eu ainsi :

Silice.	0,0126
Sulfate de chaux	0,1364
Sulfate de magnésie	0,0180
Sulfate de soude	0,0179
Total	0,1849

Le chiffre obtenu directement par la pesée de la totalité des sulfates étant de 0 g. 1860, nous pouvons affirmer que toutes nos pesées sont exactes.

Passons maintenant à l'étude de l'eau du ruisseau.

L'eau contenue dans les bouteilles est limpide, mais il existe dans le fond un dépôt de matières organiques floconneuses très-abondantes, et quelques fétu de pailles disséminées.

La densité de cette eau à 15° est de 1000,0950. Son résidu fixe de 0 g. 1040 par litre et ce résidu transformé en sulfate, puis calciné, pèse 0 g. 1460.

Les dosages des diverses substances ont été faits dans cette analyse exactement comme dans la précédente.

Je dois faire observer que les matières organiques de cette eau ont présenté des phénomènes physiques particuliers. La concentration de l'eau a produit une odeur infecte qui s'est tellement répandue dans le laboratoire, que tous les coins en étaient empestés. Cette odeur rappelait absolument celle des matières fécales en décomposition. Le liquide concentré était jaune foncé. La calcination des sels desséchés transformait la masse jaunâtre en une masse noire. Il se développait pendant cette calcination l'odeur que répandent les matières organiques azotées fortement chauffées.

Le dosage direct de cette matière organique nous a paru encore plus impossible dans ce cas que dans le premier ; nous pouvons dire seulement que son abondance paraissait au premier abord infiniment plus grande que dans l'eau de la fontaine. Nous croyons cependant qu'il n'en est rien, et nous sommes en droit de conclure à la nature différente de ces deux matières organiques.

Voici l'analyse de l'eau rapportée à un litre :

Silice	0 g. 0104
Acide sulfurique	0 g. 0040
Acide carbonique.	net
Acide nitrique	traces
Acide phosphorique	traces
Chlore.	à peine sensible
Soude et potasse.	0 g. 0200
Lithine	traces
Chaux.	0 g. 0305
Magnésie.	0 g. 0067
Alumine et fer	traces
Matière organique	abondante et infecte

Nous avons répété la même opération que sur l'eau de la fontaine, pour la vérification des dosages.

Nous avons eu :

Silice.	0,0104
Sulfate de chaux	0,0741
Sulfate de magnésie	0,0201
Sulfate de soude	0,0460
Total	0,1506

Le chiffre directement obtenu par la pesée étant de 0 g. 1460, nous pouvons être sûr de l'exactitude des dosages de l'analyse à 0 g. 004 près.

Revenons maintenant à nos premières observations relativement à la matière organique.

Si nous jetons un coup d'œil sur les deux analyses, nous pouvons facilement voir que les acides trouvés sont assez loin d'être suffisants pour saturer les alcalis. Comme nous avons la preuve mathématique que les dosages sont exacts à 4 milligrammes près, il faut qu'il y ait d'autres acides que les acides minéraux dans les eaux que nous avons analysées, et ce sont les acides organiques joints à la matière organique carbonisable qui servent à cette saturation.

Le temps nous a manqué pour faire une recherche spéciale sur ces acides, mais c'est là une voie ouverte et qui pourra porter un élément nouveau dans l'étude de cette maladie si hideuse qui à la longue transforme l'homme en un animal sans intelligence, maladie que la misère, la mauvaise hygiène et des conditions encore inconnues développent, et que la bonne hygiène et le plus grand confortable tendront à diminuer et peut-être à faire disparaître.

www.ingramcontent.com/pod-product-compliance
Lightning Source LLC
LaVergne TN
LVHW050521160826
845677LV00004B/1254
9782329618753